Manfred Dosch

Raus aus der Alkoholfalle

Ich habe es geschafft!

Reichel Verlag

Das Buch

Das Buch gibt handfeste Ratschläge, wie sich Süchtige aus der Alkoholsucht befreien können. Gleichzeitig informiert es u. a. Angehörige und Freunde über die ersten Anzeichen einer beginnenden Sucht und wie dem Betroffenen geholfen werden kann.
Der Autor, der selbst betroffen war, erklärt das Denken und das Verhaltensmuster von Süchtigen. Er gibt Hinweise, wie Betroffenen mit einer Therapie geholfen werden kann und wie sie ein freudvolles Leben ohne Alkohol genießen können. Aus Erfahrungsberichten sollen Betroffene Mut, Kraft und Zuversicht schöpfen.

Der Autor

Manfred Dosch, Jahrgang 1983, geboren in München, ist gelernter Garten- und Landschaftsbauer. Seine Sucht begann schleichend in seiner Ausbildung. 2010 war es nicht mehr nur das Feierabendbier, sondern bis dahin hatte sich der Alkoholkonsum auf 2 Flaschen Wodka am Tag gesteigert. Nach 5 Monaten Obdachlosigkeit begann 2016 seine Entgiftung in einer Fachklinik. Seitdem ist er völlig suchtfrei und arbeitet im öffentlichen Dienst als Friedhofswärter.

93055 Regensburg
E-Mail: mail@reichel-verlag.de
Tel. 09194-8900
www.reichel-verlag.de

Cover-Gestaltung: Christian Wolf
www.artworkersdesign.de

ISBN 978-3-910402-09-6

Inhalt

Es ist alles möglich,
wenn man nur will!

Vorwort

Ich bin seit über 7 Jahren trocken vom Alkohol und habe eine Wohnung – das war nicht immer so. Bevor ich damals mit der Therapie anfing, habe ich eine Zeit lang auf der Straße gelebt.

Mein Buch soll Betroffenen und Süchtigen helfen. Ich weiß, dass es schwer ist, aus der Sucht herauszukommen, aber es ist machbar.

Alkohol ist seit 1968 eine anerkannte Krankheit. Das Problem ist, dass Alkohol eine Volksdroge ist und es immer wieder so dargestellt wird, als sei es nicht schlimm, Alkohol zu trinken.

Ich bin kein Therapeut, sondern will als Betroffener erklären, was Sucht ist, was sie mit dem Körper macht und wie es gelingen kann, davon loszukommen. Außerdem schreibe ich darüber, was mir geholfen hat.

Ich möchte das Buch recht kurz halten, so dass auch Suchtkranke es lesen und verstehen.

Ein erster kleiner Schritt: Es gibt einen Alkoholtest im Internet: „Alkohol-Selbsttest – Kenn dein Limit."

Ein kurzer Einblick in die Alkoholindustrie

Die Alkoholindustrie gibt ca. 1 Milliarde Euro im Jahr für Werbung aus. Im Jahr 2023 lag der Umsatz in Deutschland bei etwa 46 Milliarden Euro. Den großen Anteil am Umsatz hatte dabei nur die Bierindustrie: 20,8 Milliarden Euro. In Deutschland hängen ca. 50.000 Arbeitsplätze von der Alkoholindustrie ab – ohne Wirtshäuser gerechnet.

Die Brauereien wollen ja, dass die Menschen Alkohol in „normalen“ Mengen konsumieren. Das wären 0,5 Liter Bier für Männer und 0,25 Liter für Frauen pro Tag. Zwei Tage in der Woche sollte kein Alkohol getrunken werden. Die Alkoholindustrie ist also sehr stark abhängig von den Konsumenten. 10 % der Menschen trinken 50 % der Menge an Alkohol.

In Baden-Württemberg gab es von 2010 bis 2017 eine Regel, dass von 22:00 Uhr bis 6:00 Uhr in der Früh kein Alkohol verkauft werden durfte. Die Tankstellen hatten daraufhin fast alle nachts geschlossen und es wurden 1.000 Menschen entlassen, weil sich der Alkoholverkauf für die Tankstellen nicht mehr rentierte.

Es gab dadurch aber weniger Polizeieinsätze und auch weniger Krankenhausaufenthalte durch Alkoholmissbrauch.[1]

Der Industrie geht es gut. Auch die Volksfeste, die wir in Deutschland haben, sind, was den Konsum betrifft, nicht zu verachten. Zum Oktoberfest verdient nicht nur die Bierindustrie, sondern auch die Fluggesellschaften, die Bahn und die Hotelindustrie. Zum Schluss verdient ebenso der Staat durch die Steuern, und die Ausgaben für Polizei und Krankenhausaufenthalte sind ebenso nicht zu verachten.

---

[1] Quelle: Bayerischer Rundfunk-Volksdroge Alkohol (You Tube)

Mein Leben mit der Sucht

Das Leben nach der Sucht war am Anfang nicht immer leicht, denn ich versteckte mich gern hinter dem Alkohol. Der Rausch war für mich das Eintauchen in eine Welt, die mir gefallen hat. Ich dachte, dass ich leben kann ohne Schmerzen, die das Leben so mit sich bringt.

Aber durch den Alkoholkonsum habe ich eine Bauchspeicheldrüsenentzündung bekommen und litt auch noch an Geldmangel.

Das Verdrängen von Gefühlen oder das Betäuben war eine sehr schöne Sache. Es geht bei Drogen – und Alkohol ist eine legale Droge – immer darum, den Frust und die Selbstzweifel zu betäuben.

Ich wurde einmal von einer Polizeistreife aufgehalten und hatte knapp 4,5 Promille im Blut …

Früher war alles super: Ich ging auf Partys und trank mit Freunden. Damals hat es noch Spaß gemacht zu trinken – die Sucht war zu meinem Leben geworden. Trotzdem habe ich meine Lehre beendet und eine Arbeit gefunden.

Doch nach einiger Zeit verlor ich meine Arbeit wieder und wurde obdachlos. Ich habe dann in öffentlichen Klos, am Flughafen oder auf einer Bank übernachtet.

Geld für Alkohol war immer da, auch wenn ich dafür Flaschen sammeln musste.

Ich hatte nur eine Adresse, unter der ich gemeldet war, damit ich mein Hartz-IV-Geld bekam. Anfang und Mitte jedes Monats habe ich in billigen Hotels übernachtet, um wenigstens mal duschen zu können.

In dieser Zeit ist mein Kind auf die Welt gekommen, nur leider habe ich es da nicht oft gesehen, denn der Alkohol war stärker.

Auf der Straße habe ich viele Leute kennengelernt, doch die hatten alle das gleiche Problem wie ich: sie waren süchtig.

Da der Alkohol über die Haut ausdünstet, muss ich ziemlich gestunken haben, denn in der Bahn haben mich Leute darauf angesprochen, dass ich nach Wodka stinke.

Einmal habe ich unter einem Wagen geschlafen. In dieser Nacht war es sehr kalt. Da kam ein Herr zu mir und sagte, dass mein Schlafsack nicht für die Kälte reichen würde, und er hat mir seinen Schlafsack gebracht. Das fand ich echt super, denn als Alkoholkranker auf der Straße merkst du nicht unbedingt, dass du frierst und … erfrierst.

Ich bin oft mit der Bahn oder dem Bus gefahren, um dort zu schlafen und mich aufzuwärmen. Mein Begleiter war dabei immer der Herr Wodka.

Immer, wenn ich im Hotel war, wusste ich nie, wann es Tag oder Nacht war. Das Fenster habe ich abgedunkelt und mich mit meinem Gestank einfach hingelegt und geschlafen. Erst als ich dann wieder wach war, habe ich mich geduscht und versucht, meine Kleidung frisch zu machen. Ich konnte da auch mein Handy laden.

Auf der Straße bin ich in Kirchen gegangen, um mein Handy aufzuladen oder mich zu säubern.

Ich wusste, dass es ein besseres Leben gibt, aber ich konnte nicht raus aus der Sucht. Ich musste sogar Sozialstunden leisten, da ich auf der Straße Probleme hatte.

Dann, nach einiger Zeit bin ich zum Arzt gegangen, um endliche eine Entgiftung und eine Therapie zu machen.

Ich habe mit einer Freundin telefoniert und sie meinte: „Ich lass dich nicht auf der Straße untergehen!“ Ich durfte bei ihr schlafen und wohnen bis 14 Tage später meine Entgiftung und Therapie anfing.

Ich hatte auch Kontakt mit meiner Mutter. Sie hat mir ein bisschen mit Geld geholfen, aber das war nicht viel. Und das war es auch schon.

Das war ein kurzer Auszug aus meinem Leben.

Die Sucht kommt langsam, und jeder kann betroffen sein.

Was ist Sucht?

In Deutschland sind rund 7,9 Millionen Personen abhängig vom Alkohol, rund 600.000 Personen von Cannabis und 500.000 Personen von anderen Drogen. Alkohol ist ein sehr problematisches Suchtmittel. Warum? Weil man ihn fast überall bekommt.

In vielen Lebensmitteln ist er vorhanden. Kleinkinder nehmen schon Alkohol zu sich in Form von Ketchup oder anderen Soßenarten. Schauen Sie einmal selbst beim Einkaufen darauf, wo überall Alkohol versteck ist (Branntweinessig oder Weinbrandessig). Im Weinbrandessig ist mehr Alkohol drin. In den Semmeln zum Aufbacken ist Alkohol mit drin, um die Semmeln länger haltbar zu machen. Sicher sind es nicht so große Alkoholmengen, aber jeder wird mit Alkohol konfrontiert. Im Kaugummi oder im Fertig-Pizzateig mit Soße – da riecht man den Alkohol, und er steht auf der Verpackung auch drauf.

Es gibt Menschen, die die Veranlagung haben zu trinken oder sie haben in der Kindheit mitbekommen, wie Erwachsene Alkohol konsumieren. Als Jugendlicher probiert man einiges aus. Alkohol und Drogen und die Zeit ist super cool und sorgenfrei. Viele Menschen wollen dieses Gefühl wieder im Erwachsenenalter haben und fangen an, der Jugend hinterherzujagen.

Es ist wichtig, dass ein Angehöriger weiß, wie ein Süchtiger denkt, und es ist nicht schwer, den Betroffenen zu entlarven. Ein Süchtiger kann plötzlich ein Mathe-Ass werden, nur um seine Sucht zu finanzieren, oder auch trickreich werden.

Hier will ich zeigen, wie ein Betroffener oder ein Angehöriger mit der Sucht umgehen kann, um sie zu bewältigen.

Die Weltgesundheitsorganisation (WHO) definiert Sucht als einen „Zustand periodischer oder chronischer Vergiftung, hervorgerufen durch den wiederholten Gebrauch einer natürlichen oder synthetischen Droge". Dabei sind folgende Kriterien entscheidend:

1. Unbezwingbares Verlangen zur Einnahme und Beschaffung des Mittels
2. Tendenz zur Dosissteigerung (Toleranzerhöhung)
3. Psychische und meistens auch physische Abhängigkeit von der Wirkung der Droge
4. Schädlichkeit für den Einzelnen und/oder die Gesellschaft

5. Verlust von Kontrolle über das eigene Verhalten

Nachfolgend gehe ich die Punkte im Einzelnen durch, um aufzuzeigen, wie ein Süchtiger denkt. Danach gehe ich die Punkte für den Betroffenen durch, der abhängig ist, um ihn vielleicht zum Nachdenken anzuregen.

Zum Verstehen für Betroffene

Punkt 1

Die Beschaffung von Suchtmitteln geht einem Abhängigen den ganzen Tag durch den Kopf, egal in welcher Situation. Er steht in der Früh auf und schaut, wie er das Mittel bekommt.

Ich habe zum Teil Flaschen gesammelt, um meinen Alkoholkonsum zu finanzieren. Der Betroffene hat in dieser Zeit nur das im Kopf – egal was er sagt. Er steht auf und hat eine Leere in sich oder es geht ihm einfach schlecht. Schwindelgefühle und Übelkeit – das Gehirn sagt: „Mir fehlt was." Das Gehirn steuert die Sucht – egal wie es einem körperlich geht.

Bei mir war es am Schluss so, dass ich erst 2 x 0,2 Liter Wodka getrunken habe, die ich dann einmal wieder ausgespuckt habe durch den Mund und die Nase. Dann erst konnte ich den dritten Wodka in mir behalten. Mir war meine körperliche Verfassung total egal, obwohl mein Körper schon ein Warnsignal zeigte.

Punkt 2 und 3

Die Belastung, um das Mittel zu bekommen, ist extrem. Einige Frauen verkaufen sich dafür. Oder Betroffene gehen klauen. Dem Süchtigen ist egal, wie es Familie und Freunden in diesem Moment geht, und auch, wie er wohnt bzw. wie es in seiner Wohnung aussieht. Viele haben leere Flaschen herumstehen, weil sie innerlich aufgegeben haben. Zum Teil schämen sich die Süchtigen, die Flaschen abzugeben, um die Sucht zu vertuschen. Sie gehen in den Supermarkt und kaufen sich Alkohol und Chips, so dass es nach einer Party aussieht.

Ich habe Menschen in der Therapie kennengelernt, die den Pizza-Lieferservice angerufen haben, um sich eine große Pizza zu bestellen und dazu 3 Flaschen Wein, so dass es danach aussieht, als ob sie eine Party veranstalten. Aber es ging nur um den Alkohol.

Der Süchtige will irgendetwas verbergen und igelt sich fest in sich ein. Man trinkt nicht so extrem, wenn es einem gutgeht. Schaut man sich die Alkoholwerbung an, sieht alles lustig aus und alle sind fröhlich. Das versucht zum Teil der Süchtige auch zu machen: Er zieht sich in seine eigene Welt zurück, weil er etwas verdrängen will, z. B. Geldprobleme, Arbeit, oder er denkt, alles andere ist schlecht. Es sind immer die anderen schuld, und er wird immer missverstanden. Je mehr er sich unverstanden fühlt, umso größer wird sein Konsum, und er flüchtet mehr und mehr in seine eigene heile Welt. Dieser Prozess fängt schleichend an. Er sagt sich, dass er jederzeit aufhören kann, um seine Sucht zu verbergen, und dass er nicht süchtig ist. Aber damit belügt er sich selbst.

Jeder Mensch kann süchtig werden, egal ob durch Spielsucht, Drogen oder Alkohol. Die betroffene Person erkennt nicht, dass sie süchtig ist. Erst wenn es fast schon zu spät ist, denn dann hat sich der Körper darauf eingestellt und schreit nach mehr Nachschub.

Punkt 4 und 5

Der Betroffene erkennt nicht, dass sein Zustand andere Menschen bekümmert, die sich Sorgen machen über seinen Konsum.

Es gibt Selbsthilfegruppen für Süchtige, die sich dort austauschen können.

Der Betroffene ist müde und träge und viele tägliche Dinge bleiben unerledigt, so dass er sich selbst schadet. Bleiben wichtige Sachen liegen, ist es wiederum ein Grund mehr zu trinken. Die Angehörigen können nicht mehr auf ihn bauen.

Der Charakter der betroffenen Person wird aggressiver und mürrischer, so dass sich viele Freunde oder der Partner von ihr abwenden (Den Punkt „abwenden“ erkläre ich noch – ob es gut ist oder nicht).

Ich habe in der Therapie mitbekommen, dass es trotz Aufsicht einem Patienten einfach nicht besser gegangen ist. Schließlich fand man heraus, dass er Desinfektionsmittel, das im Gang hing, getrunken hat. Die Folge war ein kranker Darm, was zum Tod führen kann. Betroffene gehen oft ein hohes Risiko ein, um zu ihrem Suchtmittel zu kommen.

Spielsüchtige hoffen immer auf den großen Gewinn, um ein sorgenfreies Leben zu führen oder einer anderen Person etwas bieten zu können. Sie verspielen viel Geld, so dass sie immer Geldprobleme haben und anderen auf der Tasche liegen.

Sieht ein Süchtiger die Probleme? Kurz gesagt: Nein. Süchtige sind die größten Egoisten auf der Welt. Sie sehen nur ihre Probleme und machen leere Versprechungen: „Ja, ich werde mich ändern“, was sie zum großen Teil aber nicht tun. Somit schaden sie nicht nur ihrer Familie, sondern auch ihrem Arbeitgeber, sofern sie einen haben.

Was tun sie, um ihre Alkoholsucht zu kaschieren? Sie verstecken den Alkohol in Wasserflaschen auf dem Klo. Der Spülkasten ist dabei ein sehr beliebtes Versteck.

Auch gibt es diejenigen, die mit Hilfe einer Spritze Alkohol in eine Orange spritzen und diese dann essen.

Ein Arbeitgeber muss um seine Firma und um seine Arbeiter bangen. Das, was Angehörige, Freunde und Arbeitgeber so hilflos macht, ist, dass Suchtkranke auf die verschiedensten Ideen kommen, um ihre Sucht weiter ausleben zu können. Doch das verstehen nur die Betroffenen. Für sie ist dieses Verhalten vollkommen normal, um Ärger aus dem Weg zu gehen.

Tipps und Tricks, um von der Sucht loszukommen

Das Verlangen, Alkohol zu besorgen

Das Verlangen, Alkohol zu besorgen, ist sehr groß und es gibt keinen Weg daran vorbei. Das Erste, was du als Süchtiger wissen musst, ist, dass **du** das Verlangen hast und nicht eine andere dir nahstehende Person – **nur du**. Der Angehörige füllt dich nicht mit einem Trichter ab, während du schläfst.

Hast du das Verlangen, dir etwas zu besorgen, dann mache einen Umweg und überlege dir genau, ob du es brauchst. Ab und zu reicht ein langer Spaziergang aus, um deine Bedürfnisse zu befriedigen.

Ich hatte das Gefühl, dass mein Hirn unbedingt Alkohol wollte. Mein Magen hat gefühlsmäßig Achterbahn gespielt und meine Beine haben sich angefühlt, als bewegten sie sich, obwohl ich mich hingelegt hatte.

Der Kopf denkt nur daran, hinzugehen, um Alkohol zu beschaffen, und hoffentlich hat die Tankstelle noch auf, wenn es schon spät ist. Deswegen ist ein Umweg gut, wenn man sowieso schon draußen ist.

Alleine zu trinken ist das eine, aber das gemeinsame Trinken mit Freunden an der Bank oder im Lokal ist das andere. Es sind Freunde, aber sind sie es wirklich? Ich habe selbst miterlebt, dass sich sogar sogenannte Freunde beklaut haben, weil der andere besoffen umgefallen ist.

Das Treffen an der Parkbank ist ein guter Zeitvertreib – und was passiert? Man lacht und hat Spaß. Nach größerem Konsum wird über die eigenen Probleme gejammert. Alles ist schlimm und deswegen betrinkt man sich, um alles erträglicher zu machen. Hat sich beim Jammern jemals irgendetwas geändert? Nein! Also ist es eine falsche Einbildung. Das Trinken von Alkohol ist eine Flucht vor sich selbst. Nicht die anderen sind das Problem, sondern man steht sich selbst im Weg, sein Leben zu meistern.

Überlege also das nächste Mal, ob du Alkohol brauchst. Ich habe einen Weg gefunden, auch nach der Therapie, meinen Suchtdruck zu unterdrücken. Ich bin rausgegangen und habe eine Dose Cola getrunken. Das hat mir geholfen. Probiere es einfach aus!

Wenn du das nächste Mal Alkohol kaufen willst und du drehst dich um und kaufst stattdessen Wasser oder ein alkoholfreies Getränk, dann ist es ein gutes Zeichen.

Tendenz zur Dosierungssteigerung

Es kommt schleichend, dass dein Körper immer mehr braucht. „Ein Bier mehr oder weniger ist doch egal." Aber genau das ist das Gefährliche. Man unterschätzt seinen eigenen Körper und Geist, und so verträgst du immer mehr, ohne es zu merken. Der Körper verlangt immer mehr. 14 Tage nicht zu trinken ist ja kein Problem, und danach wird mal wieder richtig getrunken, zum Teil mehr als früher. Dann versucht man kontrolliert zu trinken. Aber das sind nur Ausflüchte in der Hoffnung, dass du deinen steigenden Konsum oder deinen Alkohol zu dir nehmen kannst, ohne dass es Probleme mit anderen mit Menschen gibt.

Sammle doch mal bewusst die Flaschen in einer anderen Ecke des Raums (Ob da noch Platz ist und nicht alles von Flaschen zugestellt ist?) und schau selbst, ob sich dein Konsum verändert hat. Meistens wird die Dosis größer als kleiner. Höre auf, dich selbst anzulügen! Die Dosierung wird immer höher und höher!

Das nächste Problem, das ein Süchtiger hat, ist, die Flaschen zu entsorgen. Man schämt sich. Was denken die Leute von mir, wenn ich so viele Flaschen auf einmal wegbringe? So wird die höhere Dosierung auch noch zum Kampf mit deinem Gewissen. Das große Problem ist, dass es einem Süchtigen nichts ausmacht und er sich einredet, dass alles super und okay ist.

Psychische und meistens auch physische Abhängigkeit

Die Belastung, die ein abhängiger Mensch mit sich herumschleppt, ist enorm. Freunde, Arbeitgeber und die Familie liegen einem ständig in den Ohren, was das soll. Das nervt – dir gehts doch so weit gut. Der Druck, neue Suchtmittel zu bekommen, ist groß. Der Stress, aufzustehen, und der erste Gedanke ist, wie du am besten an den Stoff kommst, um wieder klar zu denken und den Tag befriedigt zu beenden.

Kreisen von Gedanken

- „Ich funktioniere ja nur mit meinem Stoff, das kapieren die anderen nicht. Damit sie Ruhe geben, werde ich heimlich trinken und am besten das, was sie nicht riechen, oder danach eine rauchen oder ein Kaugummi kauen oder ein Bonbon essen. Die Menschen, die alle auf mich einreden, haben ja keine Ahnung, wie es mir geht."
- „Das Geld ist ein großes Problem. Da kommt die Miete, Telefon, Strom oder auch Fahrkarten zum Jobcenter. Das ist nicht in Ordnung. Das ist mein Geld, das habe ich bekommen! Und warum wollen sie alle mein Geld?"
- „Wenn der Postbote kommt und wieder eine Rechnung ins Haus flattert, ist das ebenfalls schlimm. Der Stress macht mich fertig – am besten, die Post gar nicht erst öffnen, sondern weglegen – aus den Augen aus dem Sinn. Wie gesagt, das ist mein Geld! Nachdem ich die Post nicht aufgemacht habe, kommt noch ein gelber Brief ins Haus geflattert. Schon wieder mit der Rechnung, die ich weggelegt habe, und jetzt ist sie noch höher ausgefallen. Die sind alle schuld, dass ich meinen Konsum brauche!"

- „Ich wohne alleine und mir ist langweilig. Was mache ich nur? Ich hole mein Suchtmittel und mache mir einen schönen Abend. Ich weiß nicht, was ich mit meiner Zeit anfangen soll. Alleine rauszugehen ist auch ganz schlecht, was soll ich nur draußen machen? Oder gehe ich zu meiner Stammkneipe oder treffe mich mit meinen Freunden auf der Parkbank? Die sind eh immer da. Fragen über Fragen, und die anderen nerven mich, dass ich aufhören soll zu trinken."
- „Wenn ich eine Freundin oder einen Freund habe, dann höre ich auf und werde mein Leben ändern. Wieso bekomme ich nicht einen Lebenspartner oder eine Lebenspartnerin??"
- „Eine mir nahestehende Person ist gestorben und deshalb muss ich mein Suchtmittel nehmen, um wieder einen klaren Gedanken zu bekommen."
- „Neue Gegenstände kann ich mir auch nicht leisten wegen der ganzen Kosten, die sowieso ungerecht sind. Das ist mein Geld und dann muss ich noch schauen, dass ich die Schulden abbezahle."
- „Meinem Körper geht es gut. Die Leberwerte sind zwar erhöht und ich habe zu hohen Zucker, aber das

ist kein Problem. Ich war nur beim Arzt wegen meines Durchfalls. Ich bin zwar zum Teil zu träge zum Arbeiten, aber ich habe noch genügend Kraft, um mein Suchtmittel zu bekommen. Die Zitteranfälle, Übelkeit und Kopfschmerzen kommen, wenn ich nicht regelmäßig das gewohnte Maß zu mir nehme. Dann geht es mir schlecht, ja, sehr schlecht. Aber ich habe ja zum Glück noch etwas da und muss nicht außer Haus. Wenn ich nichts dahabe, muss ich losgehen, um etwas zu bekommen, und das in meinem Zustand. Habe ich noch genügend Geld? Nein, da muss ich noch leere Flaschen mitnehmen, um mir meinen Alkohol zu finanzieren. Der Supermarkt macht erst in ca. 1 Stunde auf, und jetzt schaue ich, dass ich noch ein bis zwei Schlucke aus der Flasche rausbekomme."

Je mehr man trinkt oder andere Konsumgüter zu sich nimmt, desto schlechter wird der körperliche Zustand. Die Personen fallen hin oder stürzen vom Fahrrad.

- „Auch das Autofahren wird besser, wenn ich mehr zu mir nehme. Ich bin schon öfter leicht angetrunken gefahren und hatte alles unter Kontrolle. Die Polizei hat mich auch noch nicht angehalten, weil ich ja keine Schlangenlinien fahre. Beim Autofahren ist alles super. Die Polizisten kapieren es sowieso nicht, dass ich etwas getrunken habe, ich bin zu gut für diese Menschen."

- „Wenn der Führerschein weg ist, mache ich die MPU. Das schaffe ich – ein Jahr nichts zu trinken – denen werde ich es zeigen. Wenn ich den Führerschein nicht brauche, dann muss ich mir keinen Stress mit der MPU machen. Das ist sowieso nur Abzocke."
- „Jetzt habe ich ein schlechtes Gewissen, weil ich wieder einen Termin abgesagt habe. Aber mein Konsum ist viel wichtiger. Auf die Leute habe ich sowieso keinen Bock. Aber nächstes Mal werde ich hingehen."
- „Bei der nächsten Terminabsage muss ich mir eine gute Ausrede aussuchen, damit niemand dahinterkommt, dass ich wieder nicht in der Lage bin, außer Haus zu gehen."
- „Das ist ein Stress, einfach meinem Verlangen nachzugehen, damit es mir gutgeht."
- „Das körperliche Befinden wird auch wieder. Das ist nicht so schlimm. Irgendwann ist das körperliche

Befinden nur noch egal, weil die Sucht immer mehr zu nimmt. Das äußere Erscheinungsbild ist ebenfalls egal, ich habe halt nichts anderes. Es ist sowieso alles so teuer geworden."

Je mehr und länger man dem Konsum unterworfen ist, umso egaler ist es, was aus einem wird.

Alkohol und Depressionen

Es wird immer öfter in unserer Gesellschaft von Depressionen gesprochen. Ich habe Alkohol als Schmerzmittel genommen, um keine Schmerzen zu haben, was sich danach als Irrtum herausgestellt hat.

Manche Menschen werden depressiv nach der Therapie, weil sie ihren Freund, den Alkohol, nicht mehr sehen. Daher mag es hier wichtig und sinnvoll sein, sich ein Hobby zu suchen oder sich zu überlegen, was hat mir vor dem Alkoholkonsum Spaß und Freude gemacht?

Ein eng verwobenes Duo

Ich möchte hier einen Auszug aus der Betty Ford Klinik bringen:

Stoffbezogene Suchterkrankungen stehen meist nicht für sich allein, sondern gehen oft Hand in Hand mit anderen psychischen Störungen und Problemen (Komorbidität). Besonders häufig treten Depressionen und Sucht gemeinsam auf. Dabei muss die Depression nicht zwangsläufig eine Folge der Abhängigkeit sein. Sehr häufig führen depressive Verstimmungen dazu, dass die Betreffenden überhaupt erst zu Alkohol oder anderen Drogen greifen. Umso wichtiger ist es, bei einer entsprechenden Doppeldiagnose „Depression und Sucht" beides in einer Klinik gemeinsam zu behandeln. Andernfalls besteht nach Beendigung der Therapie ein großes Risiko für einen Rückfall.

Wie hängen Depressionen und Suchterkrankungen zusammen?

Neuesten Erhebungen zufolge leiden deutschlandweit pro Jahr rund 8 Prozent aller Menschen unter einer Depression. Dem stehen mehr als drei Millionen Menschen gegenüber, die einen riskanten Alkoholkonsum pflegen. Hinzu kommen noch einmal fast zweieinhalb Millionen Menschen, die von Medikamenten oder illegalen Dro-

gen abhängig sind. Die Korrelation zwischen Depressionen und Suchterkrankungen ist auffällig. Je nachdem, welche Statistik hinzugezogen wird, kann davon ausgegangen werden, dass zum Beispiel rund ein Viertel aller Männer sowie gut die Hälfte aller Frauen mit einer Alkoholsucht auch an einer Depression leidet. Dabei gibt es verschiedene Möglichkeiten des Zusammenhangs:

Der Konsum von Alkohol, Drogen oder Medikamenten löst Symptome einer Depression aus

In diesem Fall führt der fortlaufende Gebrauch großer Mengen Alkohol bzw. der Missbrauch psychoaktiver Medikamente und illegaler Rauschgifte zu einem Ungleichgewicht der Botenstoffe im Gehirn des Konsumenten. Da die Suchtmittel das Belohnungszentrum aktivieren und die dortige Erregungsschwelle immer weiter heraufsetzen, können „normale" Erlebnisse irgendwann keine Glücksgefühle mehr hervorrufen. Der Betroffene entwickelt eine depressive Verstimmung, da ihm nichts mehr Freude bereitet. Das wiederum führt in einen Teufelskreis, weil noch größere Mengen des Suchtstoffs konsumiert werden müssen, um dem Gefühl der Traurigkeit zu entkommen.

Die depressive Störung hat den Missbrauch von Alkohol und anderen Rauschmitteln zur Folge

Eine Depression ist eine affektive Störung, die mit einer fehlerhaften Ausschüttung von Neurotransmittern im Gehirn des Betroffenen einhergeht. Insbesondere Glückshormone wie Serotonin werden in zu geringem Umfang produziert und ausgeschüttet und führen zu einem mangelnden Antrieb, zunehmender Freudlosigkeit, einem sinkenden Selbstwertgefühl und einer verringerten Leistungsfähigkeit. Alkohol und andere rauscherzeugende Substanzen verändern die Ausschüttung von Neurotransmittern und sorgen unter anderem dafür, dass mehr Serotonin produziert und freigesetzt wird. Patienten mit einer depressiven Erkrankung sind daher nach dem Genuss von Alkohol vermeintlich in der Lage, sich endlich wieder zu entspannen und Positives zu fühlen. Doch auch hier führt der Konsum des Suchtmittels in eine Sackgasse. Nach dem Abklingen der Wirkung der konsumierten Substanz wird die Produktion der Neurotransmitter wieder heruntergefahren und die Erregungsschwelle für das Belohnungszentrum ist plötzlich noch höher. Entsprechend stürzen die Betroffenen nun in ein noch tieferes Loch, das erneut mit dem Suchtmittel gefüllt wird.

Die psychische Erkrankung tritt erst nach einem erfolgreichen Entzug auf.

Hin und wieder kann es vorkommen, dass Suchtkranke erfolgreich in einer Klinik oder im Rahmen eines teilstationären Angebots entziehen und erst im Anschluss an die Behandlung eine depressive Verstimmung entwickeln. Die Ursachen können in einer nicht gänzlich überwundenen psychischen Abhängigkeit und einem problematischen Umfeld liegen, die dem Suchtkranken die Abstinenz erschweren. Der Betroffene fühlt sich hin- und hergerissen zwischen dem Verstand, der weiß, dass es durch einen erneuten Konsum zu einem Rückfall kommen kann und dem Verlangen nach der Substanz.[2]

[2] Quelle: My Way – Betty Ford Klinik

Was der Alkohol mit dem Körper macht

Der höhere Alkoholkonsum kann zu bis zu 200 Erkrankungen führen und auch bis zum Tod. Die Magenschleimhaut wird angegriffen. Viele Menschen, die ein Alkoholproblem und Magenbeschwerden haben, können es sich nicht vorstellen, dass es vom Alkohol kommt.

Alkohol kann auch vermehrt zu Krebserkrankungen führen (Mund-, Rachen-, Magenkrebs).

Die Haut verschlechtert sich durch höheren Konsum von Alkohol. Die Haut ist das größte Organ, das der menschliche Körper hat. Verletzungen und Entzündungen verheilen langsamer durch Alkoholkonsum.

Die Fettleber kennt fast jeder. Die Leber kann Alkohol abbauen, wenn der Konsum nicht so sehr überhandnimmt. Leberschäden sind nicht zu verachten, denn es kann zu Gelbsucht oder Hepatitis kommen. Nach einer gewissen Zeit bei anhaltend hohem Alkoholkonsum kann es sogar zu Leberversagen kommen.

Schlafstörungen zählen zu den häufigen Beschwerden, denn der Körper muss im Schlaf die Schadstoffe verarbeiten, so dass die Betroffenen einen schlechten Schlaf haben.

Ebenso sind Herz-Kreislauf-Erkrankungen Auswirkungen von zu hohem Alkoholkonsum. Der Blutdruck geht in die Höhe. Eine Hirnschädigung kann auftreten.

Alkoholiker essen oft sehr wenig und es gehen dadurch Vitamine verloren oder die Betroffenen essen sehr ungesund. Die Mängel können das Korsakow-Syndrom und eine Polyneuropathie auslösen.

Ich habe eine Person in der Klinik kennengelernt, die das Korsakow-Syndrom hatte. Sie durfte nicht rausgehen, um frische Luft zu schnappen. Die Erkrankung hat auf mich wie Alzheimer gewirkt, denn die Person konnte nicht gescheit reden, hat Sachen vergessen oder hat z. B. ein Küchenpapier als Aschenbecher benutzt. Diese Person kommt nie mehr raus aus der Klinik.

Ich sollte noch dazusagen, dass diese Erkrankung nicht so oft vorkommt. Es kann aber passieren, wenn die Person sich nicht richtig ernährt. Bei Menschen ohne Suchterkrankung kommt das Korsakow-Syndrom normalerweise nicht vor. Es reicht das Essen, was man zu sich nimmt, aber auch Magersucht und künstliche Ernährung können ein Auslöser sein.

Ich habe einen Artikel zum Fall Korsakow-Syndrom hinzugefügt:

Korsakow-Syndrom: Symptome

Typische Symptome des Korsakow-Syndroms sind:

- ***Störung des Gedächtnisses/der Merkfähigkeit:*** *Menschen mit Korsakow-Syndrom können sich an viele Dinge nicht mehr erinnern. Zudem können sie sich neue Informationen nicht merken und haben eine mangelnde Auffassungsgabe.*
- ***Konfabulationen:*** *Der Betroffene schließt die Gedächtnislücken mit frei erfundenen Inhalten.*
- ***Orientierungsstörungen:*** *Die Person vergisst, wo sie sich befindet, wann ein bestimmtes Ereignis stattgefunden hat usw.*

Häufig geht das Korsakow-Syndrom mit weiteren Symptomen und Anzeichen anderer alkoholbedingter Begleiterscheinungen einher, so zum Beispiel mit

- *Antriebslosigkeit*
- *Passivität, Apathie*

- *Störungen des peripheren Nervensystems (Polyneuropathie) oder*
- *Gangunsicherheit*

Störung des Gedächtnisses/der Merkfähigkeit

Bei einem Korsakow-Syndrom wird das Gedächtnis in Mitleidenschaft gezogen, insbesondere das Kurzzeitgedächtnis. Die Person leidet an verschiedenen Formen des Gedächtnisverlustes (Amnesie):

- *Anterograde Amnesie*:
  Neue Informationen, die **nach der Hirnschädigung** *hinzukommen, kann sich der Patient nur schlecht merken. So weiß er beispielsweise nicht mehr, was er vor fünf Minuten gegessen hat oder wer ihn in der letzten Woche besucht hat. Die Merkfähigkeit kann so sehr gestört sein, dass er sich selbst an Ereignisse, die erst Sekunden zurückliegen, nicht erinnern kann.*
- *Retrograde Amnesie*:
  Auch viele Dinge aus der Zeit **vor der Hirnschädigung** *fallen dem Patienten nicht mehr ein. Manche Ereignisse aus der Vergangenheit können die Pati-*

enten dagegen oft problemlos erinnern. Die Betroffenen sind jedoch dann manchmal nicht in der Lage, das Geschehene in einen Zusammenhang zu bringen und zeitlich richtig einzuordnen.

Während Merkfähigkeit und Auffassungsgabe gestört sind, sind andere Leistungen vergleichsweise intakt, so etwa die Intelligenz oder die Fähigkeit, aufmerksam zu sein.

Größtenteils fallen die Gedächtnisstörungen bei oberflächlichen Gesprächen zunächst gar nicht auf. So kann die Person beispielsweise fehlerlos Schach spielen und richtige Schlussfolgerungen ziehen, sodass sie geistig völlig gesund wirkt. Erst wenn der Betroffene nach Dingen gefragt wird, die vor Kurzem geschehen sind, treten die Gedächtnisstörungen *zutage. So fehlt etwa die Erinnerung daran, was vor wenigen Minuten passiert ist. Auffällig ist, dass die Person dann nur sehr wenige Informationen liefern kann oder aber angibt, in dem Zeitraum nur wenig gemacht zu haben.*

Konfabulationen: Kaschierende Gedächtnislücken

Da sich Menschen mit Korsakow-Syndrom an bestimmte Ereignisse nicht mehr erinnern können, neigen sie dazu, die Lücken spontan durch eigene Fantasie aufzufüllen und so zu kaschieren. Auf Fragen antworten sie dann beispielsweise mit frei erfundenen Antworten.

Normalerweise ist sich der Patient nicht darüber im Klaren, dass sein Gedächtnis gestört ist. Er täuscht oder lügt nicht bewusst.

Orientierungsstörungen

Das Korsakow-Syndrom geht mit Störungen der Orientierung einher: Beispielsweise weiß der Patient während eines Krankenhausaufenthaltes nicht, welche Nummer zu seinem Zimmer gehört, wie lange er sich schon dort befindet oder wer ihn zuletzt besucht hat [3]

Fragen Sie bei Alkoholerkrankungen bitte einen Arzt. Schauen Sie nicht ins Internet. Das macht der Betroffene oft genug.

---

[3] Quelle: Onmeda +

Die Leber

Wofür ist die Leber da?

Hier ein Auszug aus Deutscher Lebenshilfe e. V.

Die Leber verstoffwechselt fast alles, was Menschen mit der Nahrung aufnehmen. Dazu gehört auch der Alkohol. Die Leber ist das einzige Organ, das Alkohol in nennenswertem Maße abbaut; sie kann in einem bestimmten Zeitraum jedoch nur eine gewisse Alkoholmenge entgiften. In der Zwischenzeit beeinflusst der überschüssige Alkohol das Gehirn, das Herz, die Muskeln und andere Körpergewebe. Wenn Alkohol zusammen mit Medikamenten eingenommen wird, kann dies die Belastung der Leber verstärken.

Wie beeinflusst Alkohol die Leber?

Wenn man zu viel Alkohol trinkt, kann die normale Leberfunktion und das chemische Gleichgewicht in der Leber gestört werden. Leberzellen werden zerstört oder verändert. Dies führt zunächst zu Fetteinlagerungen (alkoholische Fettleber). In diesem Stadium kann sich die Leber noch vollständig erholen, wenn man mit dem Trinken aufhört. Sofern weiter Alkohol konsumiert wird, kann sich die Leber entzünden (alkoholische Hepatitis). Dieses Stadium ist bereits gefährlich. Die alkoholische Hepatitis kann unauffällig als chronische Entzündung zur Zirrhose führen, aber auch als schwere Akuterkrankung auftreten, bei der ein Leberversagen droht. Die chronische Entzündung führt im Endstadium zu einer vollständigen Vernarbung der Leber (Zirrhose). Die Komplikationen einer Zirrhose können tödlich sein.

Symptome von alkoholischen Leberschäden

Ein Teil der Patienten bemerkt bis zum Zirrhosestadium keine Symptome, da die Leber kein Schmerzempfinden hat. Mögliche Symptome sind Müdigkeit, Appetitverlust, Infektionsanfälligkeit, Ikterus, Schwellung des Bauches, innere Blutungen, Störungen der Hirnfunktion und Nierenversagen.

Wie kann eine alkoholische Leberkrankheit diagnostiziert werden?

Hier zählt die Gesamtschau der Befunde: Leberwerte, Befragung und Beobachtung des Patienten und ggf. Alkoholtest bei Verdacht auf kurz zurückliegenden Konsum. Gamma-GT und CDT-Werte allein können einen Alkoholkonsum weder beweisen noch widerlegen. Es gibt keine Laborwerte, mit denen man eindeutig beweisen kann, dass man nicht trinkt.

Kann sich ein alkoholischer Leberschaden zurückbilden?

Die Leber hat grundsätzlich die Fähigkeit, sich zu erholen. Im Frühstadium kann sich ein minimaler Leberschaden noch zurückbilden, wenn die betroffene Person auf Alkohol verzichtet. Weiter fortgeschrittene Leberschäden wie z. B. eine Zirrhose bilden sich in der Regel nicht mehr zurück. Alkoholverzicht in diesem Stadium kann den Krankheitsverlauf jedoch immer noch stark bremsen. Die Folgen einer Zirrhose können zum Tod führen.

Krebs durch Alkohol

Alkoholkonsum steigert das Krebsrisiko. Wissenschaftlerinnen und Wissenschaftler haben für einige Krebsarten einen eindeutigen Zusammenhang zwischen der getrunkenen Menge Alkohol und dem Erkrankungsrisiko festgestellt.

In welcher Form man den Alkohol zu sich nimmt – ob als Wein, Bier oder Schnaps – scheint für das Krebsrisiko keine Rolle zu spielen. Entscheidend ist die Menge an reinem Alkohol in den Getränken.

Alkohol steigert das Krebsrisiko für:

- *Darmkrebs*
- *Brustkrebs*
- *Speiseröhrenkrebs*
- *Krebs der Mundhöhle*
- *Leberkrebs*
- *Krebs im Rachenraum*
- *Kehlkopfkrebs*

Für weitere Krebsarten, wie zum Beispiel Magenkrebs oder Bauchspeicheldrüsenkrebs, gilt ein Zusammenhang zwischen dem Alkoholkonsum und dem Krebsrisiko als wahrscheinlich oder wird zumindest vermutet.

22.000 Krebsneuerkrankungen in Deutschland durch Alkohol

Wie viele Menschen infolge ihres Alkoholkonsums an Krebs erkranken, lässt sich nur schwer sagen. Alkoholkonsum ist oft mit weiteren Risikofaktoren verbunden, etwa Rauchen, unausgewogener Ernährung oder Übergewicht.

In einer Studie aus dem Jahr 2021 kommen Wissenschaftler zu dem Ergebnis, dass schätzungsweise 22.000

Krebsneuerkrankungen in Deutschland im Jahr 2020 auf den Konsum von Alkohol zurückzuführen waren.[4]

Schädlich für den Einzelnen und die Gesellschaft

Die Gesellschaft und auch die Mitmenschen leiden unter der Alkoholsucht. Personen im näheren Umfeld überlegen auch, wie sie einem nahestehenden Suchtkranken helfen können. Mit der Zeit verschlimmern sich die Erkrankungen und Symptome und am Schluss ist man nur fertig und kraftlos. Die Launen müssen dann auch die Mitmenschen aushalten.

Ich freue mich, meine Tochter nüchtern aufwachsen zu sehen und nicht immer Versprechungen zu machen, die ich nicht halten kann.

Deine Mitmenschen sind nicht doof – sie wissen, dass du sie anlügst. Hör auf, deine eigene innere Welt aufzubauen. Das geht in die Hose. Sicher muss man sterben, aber muss man leiden beim Leben und beim Sterben?

---

[4] Quelle: Deutsche Leberhilfe e. V.

Deine Mitmenschen leiden, weil Sie sehen, wie du dich fertigmachst.

Sicher gibt es hin und wieder einen Grund zum Trinken, z. B. wenn dein Kind stirbt. Aber wollte dein Kind dich leiden zu sehen? Ich glaube nicht. Kein Mensch will seine nahen Verwandten leiden sehen und zusehen müssen, wie sie sich zerstören.

Bauchspeicheldrüsenentzündung

Hier ein Auszug aus „Facharztwissen:

Alkohol ist zusammen mit Gallensteinen die häufigste Ursache für eine akute Pankreatitis. Im Gegensatz zur Gallensteinpankreatitis, die praktisch immer ausheilt, geht die Alkoholpankreatitis meist in einen chronisch schleichenden Verlauf mit dem hohen Risiko neuerlicher akuter Schübe (Exacerbation) über. Damit besteht auch das Risiko einer am Ende der Entwicklung stehenden chronischen Pankreasinsuffizienz, einer durch die Pankreaszerstörung entstehenden Zuckerkrankheit (Diabetes mellitus) und eines Pankreaskarzinoms. Besonders „binge drinking" (Alkoholkonsum im Rahmen von „Saufereien") führt zu einem erhöhten Karzinomrisiko.

Wegen des chronischen Verlaufs der Entzündung kommt es zu einer Verkleinerung des Organs mit Verkalkungen. Es treten wiederholt Bauchschmerzen auf, die teilweise vom Organ und einer Mitbeteiligung des Solarplexus herrühren, teilweise aber auch von Blähungen bei zunehmender Verdauungsinsuffizienz. Die Bauchschmerzen können so stark sein, dass ständig nach Linderung gesucht wird, beispielsweise auch durch Wärmflaschen. Folge ist eine Vermeidung von Nahrungsaufnahme und Gewichtsverlust.

Genetische Prädisposition

Nur etwa 3 % der Menschen mit chronischem Alkoholabusus entwickeln eine Alkoholpankreatitis. Unter den Menschen mit chronischer Pankreatitis ist jedoch Alkohol der Hauptrisikofaktor. Daher wurde schon lange eine genetische Prädisposition angenommen, die für Alkohol als Auslöser empfänglich macht.

Bei annähernd der Hälfte der Fälle einer Alkoholpankreatitis findet man eine genetische Grundlage im Nachweis einer pathologischen Variante des Gens CLDN2. Es kodiert für ein Protein (Claudin), welches an den Tight-junctions der Ductuluszellen der Ausführgänge der Bauchspeicheldrüse für Dichtigkeit sorgt. Ist die Dichtigkeit vermindert, kommt es zu einer Eindickung des Pankreassekrets und zu Proteinpfröpfen, so dass die Drainage des Verdauungssekrets in den Zwölffingerdarm gestört ist. Damit kommt es zu einer Aktivierung der Verdauungsenzyme, speziell des Trypsins, bereits im Pankreas. Da das CLDN2-Gen auf dem X-Chromosom liegt, braucht es für seine Wirksamkeit beim Mann (XY) nur 1x vorhanden zu sein, bei der Frau (XX) zweimal. Dies soll erklären, dass Männer sehr viel häufiger eine Alkoholpankreatitis bekommen als Frauen.

Diagnostik

Wenn bei Alkoholabusus wiederkehrende Bauchschmerzen auftreten, liegt der Verdacht auf eine alkoholisch bedingte chronische Pankreatitis nahe. Zur Diagnostik gehört die Suche nach Komplikationen, speziell nach einem Pankreaskarzinom.

Behandlung

Die Prinzipien der Behandlung einer Alkoholpankreatitis entsprechen denen einer chronischen Pankreatitis mit akuten Schüben.

Vorbeugung

Wenn in der nahen Blutverwandtschaft eine Alkoholpankreatitis zu eruieren ist, die bereits bei relativ geringen Alkoholmengen zu neuen Schüben (Exacerbation) führt, oder wenn in der Familie eine Pankreatitis mit genetischer Grundlage vorkommt, so sollte dies Anlass sein, auf Alkohol vollständig zu verzichten.

Vorbeugung eines Pankreaskarzinoms

Besteht bereits eine durch Alkohol bedingte Pankreatitis, so sollte eine regelmäßige Überprüfung durch Sonographie der Bauchspeicheldrüse und der Tumormarker Ca19-9 und CEA durchgeführt werden. Dies soll helfen, ein Pankreaskarzinom, für das ein hohes Risiko besteht, frühzeitig zu entdecken. Es ist im Einzelfall zu prüfen, ob in Fällen mit starken Schmerzen und Gewichtsabnahme eine prophylaktische Pankreatektomie (operative Entfernung der Bauchspeicheldrüse) durchgeführt werden sollte. Eine Inselzell-Autotransplantation kann eine postoperative Zuckerkrankheit entsteht; sie hat wegen hoher postoperativer Betazell-Apoptose jedoch nur eine beschränkte Wirksamkeit. In dieser Beziehung sind Fortschritte zu erwarten.[5]

---

[5] Quelle: Facharztwissen

Verlust der Kontrolle und Veränderung des Verhaltens

Die Kontrolle deines Lebens übergibst du der Alkoholindustrie. Du selbst hast es in der Hand, wo du dein nächstes Suchtmittel bekommst. Das ist aber deine einzige Kontrolle. Dein Verhalten verändert sich: Du lügst rum, nur um deinen Stoff zu holen, und irgendwann weißt du nicht mehr, was du gesagt hast.

In der Früh ist man erst mal gerädert und sucht zuerst sein Suchtmittel. Das ist dein Verhalten und deine Kontrolle.

Das eigene Verhalten wird immer komischer. Es ist die Einsamkeit, die entsteht, weil man nur von der Sucht geleitet ist. Der Süchtige trinkt weiter, weil er allein ist oder er sucht immer neue Ausreden, um seinen Konsum zu beschönigen, z. B.: „Heute ist Fußball“, „Das Alleinsein ist ja auch gut, dann kann ich trinken, so viel ich will oder vertrage“, „Wenn ich einen Partner oder eine Partnerin habe, höre ich auf zu trinken“. Das wird nichts, man belügt sich nur selbst! Ein kleiner Tipp: Ändere dich, dann bekommst du den richtigen Partner/die richtige Partnerin!

Die leeren Flaschen müssen auch immer weggebracht werden. Wie machst du das? Du bringst Sie nicht weg und kannst keinen unerwarteten Besuch erhalten. Oder bringst du sie zu einem Automaten und schaust, dass die Flaschen nicht so klimpern? Deine Kontrolle und dein Verhalten richten sich danach, in der Öffentlichkeit ein gutes Bild zu machen, dass alles in Ordnung ist und du hoffst, dass keiner dein Problem erkennt. „Die spinnen doch alle“, denkst du. „Mir gehts gut.“ Das ist dein Verhalten. Und es ist deine Entscheidung, dass du den Alkohol versteckst. Im Kleiderschrank, im Spülkasten, im Schuh, zwischen den Büchern ganz hinten im Regal, im Keller oder im Blumentopf.

Suchst du auch immer nach Ausreden, um zum Einkaufen zu gehen, weil du etwas vergessen hast oder noch dringend etwas brauchst? Für dich ist das Verhalten in Ordnung, etwas zu verbergen oder zu verstecken.

Bist du auch aggressiver geworden, obwohl du eigentlich ein friedfertiger Mensch bist – nur weil du auf deine Sucht angesprochen worden bist?

Das Lesen fällt dir schwer, weil du das geschriebene Wort nicht verstehst, oder du vergisst Dinge – das hat etwas mit Kontrollverlust zu tun!

Strebst du eine Therapie an, wird es nicht leicht, da du deine Gewohnheiten ändern musst.

Wie Angehörige helfen können

Angehörige oder Freunde können fast nicht helfen. Das ist schwer zu verstehen, aber der Suchtkranke lebt in seiner eigenen Welt.

Sie müssen mit einem Süchtigen umgehen wie mit einem Kind beim Zimmeraufräumen. Wenn ein Kind sagt: „Ja, gleich", weiß man, dass in einer Stunde nichts gemacht wird. Man muss einem Süchtigen harte und klare Ansagen machen. Der Süchtige muss verstehen, dass sein Verhalten nicht in Ordnung ist.

Das große Problem ist, dass viele ihn nicht unter Druck setzen. Den Süchtigen unter Druck zu setzen bringt gar nichts, sondern es kommt der verkehrte Effekt. Es wird laut und gestritten, weil der Trinker es nicht einsieht. Dem Süchtigen ist es egal, was jemand sagt, auch sind seine Versprechungen meistens nichts wert. Die Kunst ist, ruhig zu bleiben und sich nicht so sehr reinzusteigern. Vorhaltungen kommen an, aber der Süchtige trinkt dann nur noch mehr. Er denkt: „Lass mich in Ruhe, es passt doch alles – es ist nicht alles so schlimm."

Eine solche Denkweise sollte sich der Angehörige auch zulegen, sonst zerstört er sich selbst.

Versuchen Sie, etwas Schönes mit dem Betroffenen zu unternehmen, z. B. an einem See oder im Wald spazieren zu gehen. Die betroffene Person sollte wieder etwas Schönes erleben, um aus ihrem Suchtalltag herauszukommen.

Unbedingt erforderlich und notwendig ist eine Entgiftung im Krankenhaus. Nur den Alkohol wegzuschütten bringt nichts. Er wird sich einfach etwas Neues kaufen.

Der letzte und schwierigste Punkt für die Angehörigen ist, den Süchtigen fallen zu lassen, ihn nicht zu beachten oder selbst aus der Wohnung auszuziehen und sich nicht mehr um ihn zu kümmern.

Aber das ist wirklich das Beste, was ein Angehöriger tun kann. Erst wenn der Süchtige am Boden liegt und sieht, dass es keinen Ausweg mehr gibt, erst dann sucht der Betroffene Hilfe – bis seine eigene Welt zusammenbricht.

Es gibt Beratungsstellen für Angehörige und Süchtige. Einfach mal mit ihm dort hingehen und klare ernste Gespräche führen oder dort Rat suchen. Der Betroffene muss es allerdings selbst wollen, sonst wird es nichts.

Eine Zwangseinweisung halte ich für falsch. Das wäre der süchtigen Person völlig egal. Danach macht sie wieder so weiter wie gehabt, weil es nicht durchkommt, was wichtig ist und wie man sein Verhalten verändern kann.

Ich weiß, das ist sehr schwer für Angehörige, aber mehr können sie nicht machen.

Entgiftung und Therapie

Ich habe drei Entgiftungen gebraucht und nach der dritten eine Therapie gemacht. Es ist nicht schlimm, wenn man mehrere Anläufe braucht.

Es gibt drei Arten von Entgiftungsmöglichkeiten:

1. Zu Hause – was nicht einfach ist. Der Entzug von Suchtmitteln im Körper kann zu Krampfanfällen oder epileptischen Anfällen führen. Die Rückfallrate ist sehr hoch.

2. Mit Hilfe einer Tagesklinik. Der Entzug mit der Tagesklinik ist auch okay würde ich sagen. Die medizinische Überwachung ist vorhanden. Das habe ich auch gemacht und fand es okay.

3. In der Klinik. Ich finde, dies ist die beste Möglichkeit. Die Medizinische Überwachung ist Tag und Nacht gegeben. Die ersten 3 Tage darf man nicht raus und muss in der Klinik bleiben. In der anderen Zeit darf jeder raus, am Anfang nur mit Begleitung.

In der *1. Entgiftung* war ich in einer Klinik für Suchtkranke. Dass ich nicht rausgehen durfte, war sehr schlimm. Ich kam mir vor wie im Gefängnis und wollte nur raus.

Es gab dort einen Raucherraum, der zu klein war. Wenn ich eine rauchen wollte, musste ich nur in den Raum gehen und schon hatte ich eine Schachtel allein durch das Einatmen geraucht.

Bei meiner *2. Entgiftung* habe ich gemeint: „Ja, eine Therapie brauche ich nicht. Das wird schon so gehen.“ Ich war im Krankenhaus und habe es durchgezogen, obwohl jeden Tag etwas vorgefallen war.

Am ersten Tag wurde mir dort etwas geklaut. Und einmal hat so um 23:00 Uhr jemand an die Tür geklopft und randaliert, weil er rein wollte. Nachts wurde die Tür zugesperrt. Dann hat sich ein Patient, der eine Etage unter mir wohnte, angezündet. Es kamen Polizei und Feuerwehr. Und so ging es weiter.

Bei der *3. Entgiftung* habe ich die Behandlung auch durchgezogen, und das war für mich die beste Entscheidung. Ich durfte zwar in den ersten drei Tagen nicht richtig raus, aber dort gab es einen Garten, in den ich mich setzen konnte.

Was ich damit sagen will, ist, dass eine Entgiftung einem gefallen muss oder sogar soll. Man sollte zum Arzt gehen oder in die Suchtberatung und sich beraten lassen. Sicher ist die Unterbringung kein Hotel, aber es soll helfen.

Als ich in die Klinik reingegangen bin, kam ein Gefühl hoch wie: „Was mach ich hier? Es kommt mir vor wie in einem Gefängnis.“

Eine Entgiftung läuft folgendermaßen ab: Als Erstes kommst du zum Arzt, und er untersucht dich, wie es dir körperlich geht, und es wird ein Alkoholtest gemacht. Der Patient soll bis zur Entgiftung weiter trinken, ansonsten kann es zu einem Anfall kommen. Die Entgiftung beginnt mit Gesprächen mit dem Arzt und man lernt, was Alkohol mit dem Körper anstellt.

Ich habe mich aufgehoben gefühlt, auch wenn ich Menschen kennengelernt habe, die schon öfter dort waren. An einen Mann kann ich mich erinnern – der hat ca. 93 Entgiftungen gehabt.

In der Therapie wird Ergotherapie angewandt. Das ist so etwas wie Basteln, was die Therapeuten aber nicht gerne hören. Dann gibt es Tests, ob du noch klar denken kannst, und es wird dir regelmäßig Blut abgenommen.

Es gibt Fälle, in denen Süchtige im Delirium weiße Mäuse sehen oder Blaulicht im Zimmer. Hier sollte der Betroffene sofort einen Arzt aufsuchen, denn dies kann zum Tod führen.

Der dritte Tag ist der schlimmste. Da ist der Körper ziemlich vom Alkohol befreit. Dann fühlt man sich schlapp, müde und man hat keinen Bock mehr.

Nach dem dritten oder vierten Tag fühlt man sich besser, sogar sehr gut. Es geht alles easy von der Hand.

In der ganzen Zeit bekommt jeder Medikamente und Vitamintabletten oder auch Tabletten zur Vermeidung von Krampfanfällen, die durchaus vorkommen können. Der Tagesablauf ist so gut, dass es dir am Schluss gefällt und man nicht mehr weg will.

Nach der Entgiftung, die ca. 14 Tage gedauert hat, wollte ich in ein Haus zum Entgiften. Aber das Haus war voll. Wartezeit 6 Wochen! Ich habe den Arzt gefragt: „Was soll ich in den 6 Wochen machen?“ Er meinte: „Geh raus, hol dir Alkohol und komm wieder rein. Oder lass es bleiben.“ Ich habe diese Alternative genommen.

Warum ich das erzähle? Man ist nicht alleine. Man trifft viele Menschen mit den gleichen Problemen, und das

Haus war voll. Es gab Ärzte, Anwälte, Köche, Lehrer, Handwerker, sogar einen Zuhälter habe ich später kennengelernt. Die Sucht macht vor niemandem halt. Der Arzt hat keine andere Lösung gehabt.

Es besteht nach einiger Zeit auch die Möglichkeit, zu Hause zu übernachten. Aber es ist wichtig, nicht alleine zu fahren, wenn dort Alkohol oder Drogen vorhanden sind. Am besten ist es, jemanden zu bitten, der vorher den Alkohol oder die Drogen wegräumt und lüftet, damit kein Alkoholgeruch im Hause ist.

Die Therapie

Nach der Entgiftung bin ich direkt in die Therapie gegangen. Ich habe also meinen Koffer gepackt und bin rübermarschiert. Der Weg dauerte ca. 2 Minuten. Dort angekommen wurde vor der Aufnahme wie beim Entgiften eine Alkoholkontrolle gemacht. Ich war verwundert und habe nach dem Warum gefragt. Die Antwort war einleuchtend. Sie hatten schon Fälle, dass angekommene Personen über 1 Promille Alkohol intus hatten.

Anmerken möchte ich noch, dass das Personal super war. Hilfsbereit und höflich.

Die Therapie besteht aus Gruppensitzungen wie in der Entgiftung. Es gibt verschiedene Kurse, denn man möchte die Menschen auf den täglichen Alltag und ein Leben ohne Drogen vorbereiten. Kochen und Putzen gehören dazu. Sie versuchen dir zu helfen, schwierige Situationen zu meistern. Aufmerksamkeit im Leben gehört dazu, wie zum Beispiel barfuß durch die Wiese zu gehen und die Geschmacksnerven wieder anzuregen.

Die Angehörigen führen auch Gespräche mit Therapeuten, um zu erfahren, wie sie den Betroffenen helfen können.

Ich muss ganz ehrlich sagen, man lebt wie in einer geschützten Blase und es ist echt super, wenn man sich darauf einlässt.

Am Wochenende hat jeder Zeit für sich und kann tun und lassen, was er will. Es gab auch einen Grillabend. Da sind alle von unserer Station zusammengekommen und wir haben einen netten und schönen Abend gehabt. Es hört sich ein bisschen krass an, aber sie wollen dir zeigen, dass auch Grillen ohne Alkohol geht.

Man schließt Freundschaften und tauscht sich aus über das, was jeden so bewegt. Ich hatte einen Fall, dass jemand in der Therapie rückfällig geworden ist. Das kommt vor, aber das Wichtigste ist, sich selbst nicht runterziehen zu lassen.

Ich hatte in der Therapie eine schwere Zeit, aber durch die vielen Gespräche mit den Therapeuten ist alles wunderbar gegangen. Sie haben auch immer die Patienten unterstützt.

In der Therapie gab es eine Tafel mit Informationen zum Patienten. Ich konnte zum Teil meinen Namen gar nicht sehen, obwohl er dort stand. Ich war aber nicht der Einzige, für den es ein Problem war.

Hatte man Zeit für sich, sollte jeder Patient darüber nachdenken, warum er die Drogen gebraucht hat. Er sollte dann auch nach Auswegen suchen und Lösungen finden. Wenn man dabei nicht ehrlich und offen ist, können die Therapeuten nicht helfen. Mir hat es geholfen, trocken zu bleiben und umzusetzen, was ich gelernt habe. Es gibt immer Menschen, die schon öfter eine Therapie hatten. Das ist nicht schlimm. Man merkt aber ganz schnell, wer es ernst meint.

Neues Medikament

Ich habe einen Artikel über ein neues Medikament gelesen, das die Sucht lindert:

Neuer Wirkstoff soll Therapie von Alkoholsucht deutlich verbessern

Rückfälle zu verhindern ist ein Ziel der Therapie von Alkoholsucht. Dabei können auch Medikamente helfen. Doch bisher schlagen diese nur bei wenigen Betroffenen an. Ein Forschungsteam will das ändern – und hat schon neue Wirkstoffkandidaten im Blick.

Alkoholsucht ist ein weitverbreitetes Problem. In Europa sind schätzungsweise 23 Millionen Menschen alkoholabhängig. Die Folgen für die Lebensqualität und Gesundheit der Betroffenen sind verheerend. Es leidet nicht nur die Leber; wissenschaftliche Studien zeigen, dass viele Krankheiten bei Alkoholsucht gehäuft auftreten. Dazu zählen unter anderem Diabetes und verschiedene Krebserkrankungen. Allein in Deutschland sterben jeden Tag mehr als 200 Menschen an den Folgen von übermäßigem Alkoholkonsum.

Die erste Hürde auf dem Weg zur erfolgreichen Therapie einer Alkoholsucht sind häufig die Patientinnen und

Patienten selbst. Sie müssen zunächst zur Einsicht gelangen, dass sie Hilfe brauchen, und anschließend ihre Scham überwinden, um diese auch in Anspruch zu nehmen. Doch wenn der erste Schritt getan ist, gibt es noch zahlreiche weitere Herausforderungen.

„Spezielle Therapieeinrichtungen sind häufig überfüllt. Wir gehen von einer riesigen Behandlungslücke aus. Nur rund 20 Prozent der Betroffenen werden erreicht“, sagt Professor Dr. Rainer Spanagel vom Zentralinstitut für Seelische Gesundheit in Mannheim. Der Suchtforscher und sein Team suchen daher nach einem Wirkstoff, mit dem Alkoholabhängigkeit auch außerhalb einer Spezialklinik, bei Bedarf noch begleitet durch eine ambulante Psychotherapie, erfolgreich und vor allem nachhaltig behandelt werden kann. Das Bundesministerium für Bildung und Forschung (BMBF) unterstützt das Projekt im Rahmen des Forschungs- und Förderkonzeptes „e:Med: Maßnahmen zur Etablierung der Systemmedizin“ mit rund 1,5 Millionen Euro.

Rückfall-Modell für individuelle Prognosen

Das Hauptziel der Therapie ist es, Rückfälle zu vermeiden. Auf dem deutschen Markt stehen hierfür bereits drei Medikamente zur Verfügung. „Diese sind jedoch oft nur begrenzt wirksam und unterscheiden sich je nach Patient stark in ihrer Wirkung", erklärt Spanagel. So würden die bisherigen Wirkstoffe lediglich bei ein bis zwei von insgesamt zehn Betroffenen anschlagen. „Es ist daher dringend notwendig, möglichst schnell neue und bessere Medikamente zur Behandlung von Alkoholabhängigen zu finden", betont Spanagel.

Ein Grund für die geringe Wirksamkeit der bisherigen Medikamente ist die große Heterogenität der Patientinnen und Patienten. Nicht nur die genetische Ausstattung jedes Betroffenen sei unterschiedlich, sondern auch die individuellen Lebensumstände, die die Genaktivität beeinflussen könnten, so Spanagel. Die Wissenschaft spricht in diesem Zusammenhang von epigenetischen Faktoren, die entscheidend für den Erfolg einer Therapie sein können. Im Rahmen des Projekts entwickeln die Forschenden daher ein computergestütztes Rückfall-Modell. Auf Basis der Daten aus den aktuellen und aus früheren Studien soll dieses Tool künftig im klinischen

Alltag die individuelle Rückfallwahrscheinlichkeit jedes einzelnen Alkoholabhängigen bestimmen und vorhersagen können, ob eine medikamentöse Therapie bei ihr oder ihm anschlägt.

Völlig neuer Ansatzpunkt

Als aussichtsreichen Wirkstoffkandidaten für die Behandlung von Alkoholsucht hatten Spanagel und sein Team zunächst Oxytocin im Blick, ein körpereigenes Hormon, das bislang vor allem als wehenförderndes Medikament in der Geburtsmedizin zum Einsatz kommt. Das sogenannte Bindungshormon wirkt direkt auf das Belohnungssystem im Gehirn und hilft unter anderem dabei, Stress und Angst abzubauen – Eigenschaften, die viele Menschen auch dem Alkohol zuschreiben. In präklinischen Studien konnte das Forschungsteam jedoch bei der Anwendung von Oxytocin-Sprays zunächst nur einen geringen Effekt beobachten. Erst ein neu hergestelltes Präparat mit einer Oxytocin-ähnlichen Substanz brachte den Durchbruch.

Allerdings führen die Wissenschaftlerinnen und Wissenschaftler den durchschlagenden Erfolg dieses neuen Präparats nicht in erster Linie auf dessen Bindung an den Oxytocin-Rezeptor zurück. „Wir haben vielmehr herausgefunden, dass die Substanz zusätzlich sehr stark auf einen anderen Rezeptor im Gehirn wirkt, der in Bezug auf Suchterkrankungen bisher noch nie in der Diskussion war", sagt Spanagel. Dieser Rezeptor sei an der Regulation des Wasserhaushalts im Körper beteiligt. „Sie können als Suchtkranker zwei Liter Wasser trinken, um das Verlangen nach Alkohol kurzzeitig zu unterdrücken", erklärt Spanagel. „Diesen Effekt könnten wir medikamentös hervorrufen, und das auch noch mit tagelanger Wirkung."

Verkürzte Zulassung dank erprobter Wirkstoffe

Der neue Ansatzpunkt der Forschenden hat für Spanagel zwei Vorteile: „Wir gehen davon aus, dass wir eine wesentlich höhere Erfolgsquote erzielen werden, da dieser Rezeptor physiologische Prozesse im Körper steuert. Hier ist die individuelle Vielfalt längst nicht so groß wie bei neurobiologischen Prozessen", so der Wissenschaftler. Zudem gibt es bereits auf dem Markt eine Reihe von lang erprobten Medikamenten, die auf genau diesen Rezeptor wirken. Derzeit ist das Team dabei, diese Substanzen im computergestützten Rückfall-Modell auf den Prüfstand zu stellen. Sobald sich der Erfolg hier wiederholen lässt, könnten die Wissenschaftlerinnen und Wissenschaftler die klinischen Studien anstoßen. „Mit einem bereits erprobten Wirkstoff nehmen wir bei der Zulassung eine Abkürzung, indem wir uns etwa die toxikologische Prüfung sparen können", so Spanagel. „Das Medikament könnte schon in fünf Jahren bei der Behandlung von Alkoholkranken zum Einsatz kommen." [6]

Wenn ein Mitpatient sehr euphorisch ist oder hofft, dass er bald entlassen wird, ist es ein Zeichen, dass er bald wieder rückfällig wird. Ich bekam zwei solcher Fälle in meiner Therapie mit.

Als nach der Entgiftung ein Patient entlassen werden sollte, war er außergewöhnlich happy. Da sagte die eine Krankenschwester: „Den sehen wir wieder – das fünfte Mal."

---

[6] Quelle: Bundesministerium für Bildung und Forschung

Ich war bei einer Arztvisite zugegen. Da wurde auch ein Patient entlassen, und er jubelte und schrie vor Freude, dass er endlich entlassen wurde. Der Arzt meinte: „Der kommt wieder.“ Das war auch so. Etwa ein halbes Jahr später war er wieder drin.

Eins möchte ich nicht verheimlichen: Es gibt viele Menschen, die es nicht schaffen, obwohl sie lange trocken waren. Es gibt auch Patienten, mit denen man sich anfreundet oder die Telefonnummern austauscht. Sie können auch wieder in die Sucht zurückfallen, was nicht schlimm ist. Aber meistens trinkt oder konsumiert derjenige mehr als zuvor. Ich habe leider auch Freunde und Wegbegleiter verloren, die an ihrer Sucht gestorben sind. Diese 4 Menschen waren älter, aber auch jünger als ich. Das darf aber euer Leben nicht beeinträchtigen, auch wenn es schwer und traurig ist.

Ich hoffe für euch aus tiefem Herzen, dass ihr da rauskommt und ihr wieder ihr sein könnt.

Das Leben nach der Therapie

Das Leben nach der Therapie ist nicht ganz so einfach, wenn die betroffene Person nicht auf sich achtet und dem Alkohol aus dem Weg geht.

Es ist immer schwer, trocken zu bleiben, wenn ein Betroffener nicht umzieht. Warum umziehen? Der Umzug hat den Vorteil, dass das Umfeld ein ganz neues ist und dort nicht die alten Gedanken und Gewohnheiten hochkommen, wenn man die Plätze sieht, wo Alkohol gekauft wurde. Es ist auch gut, ein Tagebuch zu schreiben und zu versuchen, in sich zu gehen und herauszufinden, ob das Leben ohne Alkohol so nicht schöner und besser ist, als von einer Lüge oder Ausrede in die andere zu fallen.

Es ist nicht leicht, sauber zu bleiben, aber setz dir kleine Ziele, wie: Heute gehe ich raus in den Wald. Später dann größere Ziele, wie z. B.: Heute schau ich kein Fernsehen. Hat man ein Ziel erreicht, ist es auch wichtig, sich selbst zu belohnen, vielleicht mit einem Eis oder etwas anderem.

Am besten ist, man kommt nicht mehr in unangenehme Situationen. Sicher, wenn man irgendwo eingeladen ist, wird häufig gefragt, warum man nichts trinkt. Ich war offen und habe jedem mein Problem gesagt, und so kommen auch keine Fragen. Ich finde, man sollte offen damit umgehen. Andere sehen es anders.

Was mir auch geholfen hat, war, zu einem Kiosk zu gehen, um zu fragen, was eine Flasche Wodka kostet, nur um den Preis zu sehen. Einige Therapeuten fanden es nicht so gut und andere sagten: „Wenn es dir hilft, davon wegzukommen."

Ich bin nach der Therapie in ein Adoptionshaus gekommen. Es gab für mich zwei Alternativen: eine TWG (Therapeutische Wohngemeinschaft) oder eine Langzeittherapie von einem Jahr. Die Langzeittherapie habe ich ganz schnell abgelehnt. Man durfte sechs Wochen das Haus nicht verlassen – das wollte ich nicht. Ich wollte meine Tochter wiedersehen.

Ich bin in die TWG gegangen und habe auch mit einem der Patienten darüber gesprochen und erfahren, dass sie dort nicht mit Rückfällen arbeiten. Das heißt: Man wird sofort entlassen. Dieser Patient meinte: „Da kann man nicht mal was trinken. Das finde ich nicht gut." Meiner Meinung nach sollte man sich keine Hintertür offenhalten, um wieder seiner Sucht nachgehen zu können.

In der TWG habe ich Menschen kennengelernt, die rückfällig geworden sind. Ich war in einem Haus mit 3 Mitbewohnern. Also von vier Leuten war einer trocken – das war ich.

Ich habe in dieser Zeit meine Lebensgefährtin gefunden und war öfter bei ihr. Das war für meine Therapeutin in Ordnung. Problematisch für die Therapeuten ist es, Menschen zu erwischen, die etwas trinken. Dann werden Kontrollen durchgeführt.

Ich hatte noch das Glück, Sozialstunden zu leisten. Somit hatte ich einen durchgetakteten Tag. Die Stunden haben mir in diesem Fall geholfen, eine Arbeit zu finden, und endlich habe ich wieder eine Wohnung. Ich habe mir ein zufriedenes Leben ohne Sucht und Druck aufgebaut. Das A und O liegt in einem geplanten Tag und mit den Mitmenschen darüber zu reden und es dem Hausarzt zu sagen, denn in vielen Medikamenten ist Alkohol enthalten.

Anfangs habe ich aufgeschrieben, was mich aufregt und es dann durchgelesen. Meistens konnte ich meine Schrift nicht einmal lesen, aber damit ging es mir dann viel besser.

Mit Hilfe eines Programms wird auch das kontrollierte Trinken angeboten. In Gruppen oder alleine wird dabei unterstützt, die Trinkmenge zu reduzieren. Davon halte ich nix, denn wenn wieder eine dumme Situation auftritt, trinkt man wieder mehr. Das ist wieder eine Tür offenlassen. Ich finde, man soll es durchziehen, trocken zu bleiben, schon alleine dem eigenen Körper und der Familie zuliebe.

Ein gutes Hilfsmittel, um trocken zu bleiben, ist der sogenannte Notfallkoffer. Einen Notfallkoffer habe ich auch gehabt. Bei mir bestand er aus einer kalten Cola und Schokolade. Nach einiger Zeit benötigte ich ihn nicht mehr – das war auch besser für mein Gewicht.

Es gibt in jeder Stadt Selbsthilfegruppen, die zum Teil auch eine Stütze sind und zur Therapie im Krankenhaus dazugehören.

Notfallkoffer – Skills gegen Suchtdruck[7]

Der sogenannte Notfallkoffer ist kein Koffer im eigentlichen Sinne, sondern ein Bündel an Maßnahmen und

---

[7] Quelle: Suchtfrei-leben.de

Verhaltensweisen (sog. „Skills“), mit denen ein Betroffener Phasen von Suchtdruck bestmöglich überstehen & händeln kann. Welche Skills bei dir wirksam sind, lässt sich pauschal nicht sagen – hier ist ausprobieren gefragt. Hier erhältst du reichlich Anregungen, um deinen individuellen Notfallkoffer zusammenzustellen.

Suchtdruck kann jederzeit auftreten – gut, wenn du vorbereitet bist

Das Suchtgedächtnis begleitet einen süchtigen Menschen ein Leben lang. Ob und wann Suchtdruck auftritt, ist jedoch ganz individuell. Wenn Suchtdruck allerdings akut ist, sind dein Kopf & Körper im Alarmmodus und du wirst i. d. R. nicht klar denken können.

So passieren nur zu leicht unnötige Rückfälle. Selbst bei Menschen, die 1–2 Stunden vorher noch geschworen hätten, für sie sei Alkohol aktuell überhaupt kein Thema/keine Option.

Daher ist es wichtig, sich im Vorfeld zu überlegen, wie man bei akutem Suchtdruck oder einem starken Trigger (Auslöser) reagieren kann.

Wozu dient der Notfallkoffer?

Die Skills in deinem Notfallkoffer haben das Ziel …

- dich in eine sichere Umgebung zu bringen
- den Suchtdruck durch andere Sinnesreize zu überlagern
- dich an deine Abstinenzmotivation zu erinnern
- dich wieder zu stabilisieren

Ich packe meinen Koffer mit ....

Eine Ideensammlung möglicher Skills, die keinen Anspruch auf Vollständigkeit erhebt, sondern beliebig ergänzt werden darf. Probiere einfach aus, was für DICH wirksam ist!

> *Merke: Suchtdruck dauert nicht ewig! Nach 20–30 Minuten ist er meist vorbei.*

Sicherheit schaffen

- *Notfallrufnummern, sprich mit Menschen, die dich verstehen!*
- *Verlasse den kritischen Ort, falls möglich.*

- *Erinnere dich an dein Ziel, abstinent zu bleiben – warum willst du das? Was motiviert dich?*
- *Abstinenzkarte, wichtige Symbole, Fotos, Zitate o. Ä. betrachten*

Starke Sinnesreize

- *Viel Wasser trinken*
- *Chilischote, Senf, o. Ä. essen*
- *Kalt duschen*
- *Massage mit Igelball*
- *Gummibänder (schnalzen lassen)*
- *Knautschball drücken*
- *Wärmesalbe*
- *Kieselsteinchen in die Schuhe legen*
- *an Duftölen, Salmiakgeist o. Ä. riechen*

Ablenkung

- *Sport machen, Bewegung*
- *Musik hören, laut mitsingen*
- *Kreuzworträtsel lösen, Denkaufgaben machen*
- *Malen (z. B. Mandalas)*
- *Meditation, Entspannungsübungen*
- *In die Natur gehen, spazieren gehen*

Ich habe auch zu bestimmten Anlässen ein nichtalkoholisches Getränk dabei, was es mancherorts nicht gibt.

Mein neues Leben hat sich wirklich ausbezahlt. Zum Beispiel habe ich meinen Führerschein gemacht – zuvor hatte ich keinen.

Meine Wahrnehmung für Mensch und Natur ist auch besser geworden.

In meiner TWG-Zeit bin ich für einige andere ein Vorbild geworden, was für mich schwer zu glauben ist. Mir wird auch manchmal gesagt, dass ich stolz auf mich sein kann – aber das höre ich nicht so gern.

Mein Leben wollte ich selbst bestimmen. So habe ich neue Hobbys gefunden: Ich habe eine Retro-Spielekonsole und schau nach Spielen. Ich kaufe mir Bücher und lese, wenn ich Zeit habe. Meiner Meinung nach sollte man bei der Suche nach einem neuen Hobby darauf achten, dass es im Winter und im Sommer möglich ist.

Anfangs habe ich Biergärten oder Kneipen nicht aufgesucht. Ich wollte erst stabil sein, ohne mich in Gefahr zu bringen. Heute habe ich kein Problem damit. Und wenn jemand ein Problem damit hat, dass ich nichts trinke, ist es sein Problem – nicht meins.

Wichtig finde ich auch, sich selbst nicht mehr anzulügen oder sich etwas vorzumachen. Ich habe nach der Therapie, die mit allen anderen insgesamt ca. vier Jahre gedauert hat, keine Selbsthilfegruppe aufgesucht, aber vielleicht kommt es noch.

Nach fast vier Jahren möchte ich erst mein Leben in die richtigen Bahnen lenken, was ich bisher auch gut geschafft habe. Ich kann da aber nur für mich sprechen.

In meinen Augen sollte man sein Leben mit Belohnungen leben und ein klares Ziel haben. Das Ziel ist für jeden anders, aber ohne Ziel braucht man beim Start gar nicht erst loszumarschieren.

Für Menschen, die nicht aufhören können zu trinken, gibt es als letzten Ausweg Tabletten, die schlecht zu vertragen sind und Nebenwirkungen haben. Sie verursachen Übelkeit und man bekommt einen roten Kopf. Für jemanden, für den dies der letzte Ausweg ist, finde ich es okay.

Die Suchtforschung läuft leider eher schleppend. Auch gibt es zu wenig Medikamente – damit wird halt zu wenig Geld verdient. Sicher gibt es auch Neuerungen, wie der Artikel beschreibt, den ich eingefügt habe.

Schlusswort

Ich hoffe, ich konnte jedem ein bisschen helfen, die Erkrankung zu verstehen, und wie man sie in den Griff bekommt. Ein Arzt hat mich mal gefragt, ob ich Alkohol trinke. Ich antwortete: „Nein, mit dem Thema habe ich abgeschlossen." Seine Antwort war, dass ich so nicht denken darf. Ich dachte mir nur: „Doch – soll ich etwa mit Angst leben?"

Das wollte ich damit sagen: Es ist alles machbar, wenn man nur drübersteht.

Ich hoffe, ich habe euch zum Nachdenken gebracht und Anregungen gegeben.

Den Menschen, die einen Süchtigen als Freund oder in der Familie haben, wollte ich helfen und Hoffnung geben. Ich finde, über die Angehörigen wird viel zu wenig gesprochen.

Ich wünsche den betroffenen Personen viel Kraft und Halt ohne Alkohol und Drogen.

Tipps

Kontaktadressen *zu etwa 2.000 ambulanten und stationären Einrichtungen der Suchthilfe*

www.suchthilfeverzeichnis.de

Sucht & Drogen Hotline: Tel. 01806/313031 (24/7)

Liste von Selbsthilfeverbänden

www.dhs.de/suchthilfe/sucht-selbsthilfe.

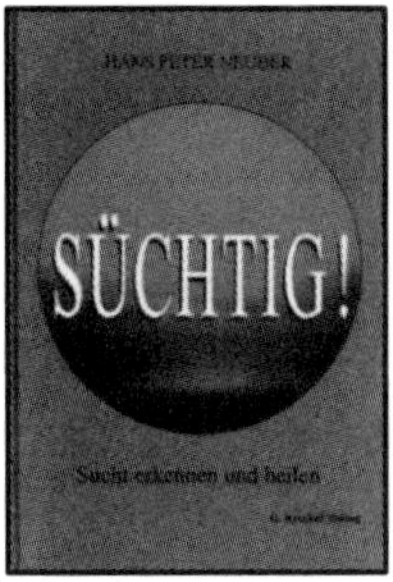

Peter Neuber

Süchtig

Aus eigener Erfahrung werden Werdegang, Fortschreiten der Sucht, der Tiefpunkt und schließlich der Wiederaufbau eines neuen Lebens geschildert.

88 Seiten geb. € 10,10
ISBN 978-3-926388-44-5

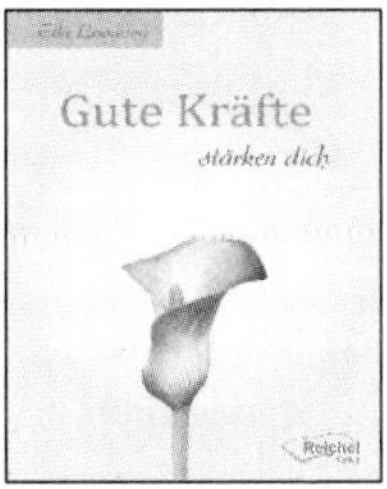

Elke Leisgang

Gute Kräfte stärken dich

Liebe, Bewusstheit, Vertrauen, Freude– all das geht im Alltag oft verloren. Dabei sind all diese Qualitäten stets in uns: Wir müssen sie nur (wieder-) entdecken.

158 Seiten € 12,50
ISBN 978-3-941435-35-3

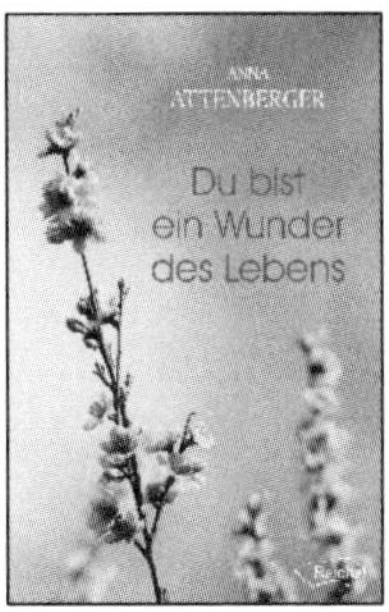

Anna Attenberger

Du bist ein Wunder des Lebens

In dir befindet sich das gesamte Universum mit wunderschönen Sternen und Galaxien. Du strahlst genauso wie das gesamte Universum, in dem Herausforderung, Erfolg, Liebe, Schmerz und Freude herrschen. Dieser Ort in dir ist unglaublich magisch. Du bist magisch. Du bist ein Wunder.

136 Seiten € 12,50
ISBN 978-3-946959-52-6

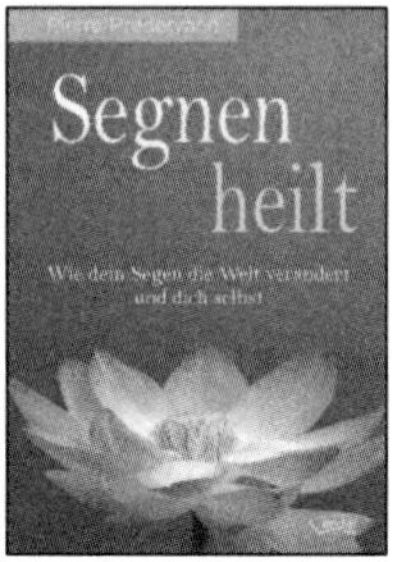

Pierre Pradervand

Segnen heilt-
Wie dein Segen die Welt verändert und dich selbst

Wünschen Sie sich eine harmonische, friedliche Welt ohne Krieg und Umweltzerstörung? Dann segnen Sie!

200 Seiten € 16,90
ISBN 978-3-941435-06-3

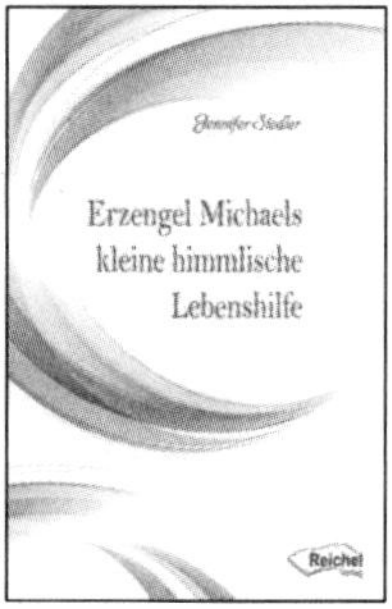

Jennifer Siedler

Erzengel Michaels kleine himmlische Lebenshilfe

Ein liebevoller Ratgeber zu Themen, mit denen sich fast jeder beschäftigt. Er bietet Möglichkeiten der persönlichen Veränderung, wenn wir uns unserem wahren Selbst und Gott öffnen.

127 Seiten € € 12,00
ISBN 978-3-946959-24-3

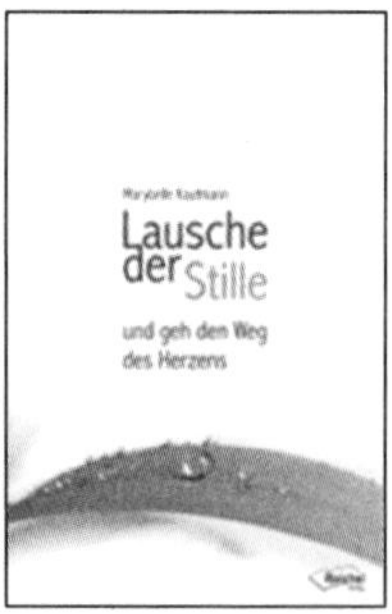

Marybelle Kaufmann

Lausche der Stille und gehe Weg des Herzens

Lass dein Herz still werden und fühle die Kraft, die da aus deinem Inneren strömt. 102 Seiten

102 Seiten € 12,00
ISBN 978-3-946959-32-8